www.ingramcontent.com/pod-product-compliance
Lightning Source LLC
Chambersburg PA
CBHW072043280526
45788CB00006B/2164
* 9 7 8 1 0 9 6 0 4 7 7 5 9 *